SYNDROME DE FATIGUE CHRONIQUE

FAIRE FACE ET GUERIR AU PLUS TOT

ERIC TAIRIN

Ce livre ne peut être dupliqué, redistribué, ou vendu sans la permission écrite de l'auteur.

L'auteur et l'éditeur ont utilisé leurs meilleurs efforts dans la préparation de ce rapport. L'auteur et l'éditeur ne font aucune garantie (expresse ou implicite) quant à l'exactitude, l'applicabilité, l'aptitude ou l'exhaustivité du contenu de ce rapport. Les informations contenues dans ce rapport sont strictement à des fins éducatives. Par conséquent, si vous souhaitez appliquer les idées contenues dans ce rapport, vous prenez l'entière responsabilité de vos actes.

Bien que tous les efforts aient été faits pour présenter ce produit et son potentiel, il n'existe aucune garantie que vous vous améliorerez d'une façon ou d'une autre en utilisant les techniques et idées décrites dans ce livre. Les exemples de ce livre ne doivent pas être interprétés comme garantie ou promesse de quoi que ce soit. L'aide et l'amélioration personnelle dépendent entièrement de la personne qui emploie ce produit, ces idées et techniques. Votre niveau d'amélioration pour atteindre les résultats que vous désirez dépend du temps que vous consacrez aux idées, aux techniques, aux connaissances et compétences diverses ici mentionnées. Puisque différents facteurs varient selon les individus, nous ne pouvons pas garantir votre niveau de succès ou d'amélioration. Ni ne sommes responsable d'aucune de vos actions. Beaucoup de facteurs seront importants pour déterminer vos résultats réels.

L'auteur et l'éditeur ne peuvent en aucun cas être tenus pour responsables de tout dommage direct, indirect, punitif, spécial, accessoire ou autres dommages indirects résultant directement ou indirectement de l'utilisation de ce livre, qui est fourni "tel quel", et sans garantie.

DU MEME AUTEUR

- Troubles Bipolaires : Mieux les connaître pour mieux se débarrasser de ces souffrances, 2014.

- Côlon Irritable : Découvrez dès maintenant comment mieux profiter de la vie, 2014.

- Relations Incomprises : Découvrez l'âme des autres et exprimez votre charisme avec la gestuelle, 2014.

- Vaincre l'insomnie : Trouvez rapidement un sommeil reposant, 2015.

Tous ces livres sont disponibles en version imprimée et électronique.

D'AUTEUR ASSOCIE

Livres de l'auteur associé Philippe Brioud :

- Guide pratique comment maigrir sans régime et sans sport, perdre du poids rapidement et durablement. Méthode simple et alimentation naturelle pour votre perte de poids; 2016.

- Comment atténuer ses crises d'angoisse et son anxiété puis s'en affranchir; 2013.

Quelques commentaires de lecteurs :
Note 4/5: "Livre Excellent. Bien écris .A pratiquer"
Note 5/5: "Excellent Merci pour les conseils ils sont très efficaces !"
Note 4/5: "Très bonne lecture.
Agréable à lire. Je me suis retrouvée dans les crises d angoisse décrites dans ce livre. Ce qui m à fait réaliser que je n étais pas seule à les vivre et que je pouvais m en sortir avec quelques techniques de vie pour regagner la confiance en moi qui me manquait. Je recommande ce livre simple pour une prise de conscience de ce qu est l angoisse dans nos vies. Bonne lecture à vous. Simple mais utile."

Tous ces livres sont disponibles en version imprimée et électronique.

TABLE DES MATIÈRES

INTRODUCTION

Le syndrome de fatigue chronique concerne environ 1% de la population. Il peut toucher n'importe qui à n'importe quel âge.

Le syndrome de fatigue chronique cause un épuisement sévère pendant une période étendue. Souvent, cela durera plus de 6 mois et sera accompagné par d'autres maladies en plus de la fatigue.

A l'image de toutes les maladies chroniques, le syndrome de fatigue chronique cause un éventail de problèmes que les patients doivent endurer. Certains des problèmes les plus fréquents sont les coûts continus de soins médicaux, la perte de votre carrière ou de votre revenu ainsi que des visites constantes chez les médecins qui ont parfois tendance à manquer de compréhension au sujet du problème.

Les patients devraient réellement être conscients de la façon de surmonter leur trouble. C'est le but de ce livre.

Nous aborderons d'abord ce qu'est ce syndrome plus précisément, ainsi que les symptômes associés. Puis nous traiterons des moyens de limiter son impact sur notre vie au quotidien et de comment s'en débarrasser.

CHAPITRE 1 :
QU'EST-CE QUE LE SYNDROME DE FATIGUE CHRONIQUE

Tout le monde se sent épuisé à un moment ou un autre de sa vie. Il est plus probable que vous vous sentiez épuisé après certaines formes d'activités fatigantes. Dans ce cas, nous découvrons que beaucoup sont surmenés et qu'ils en paient le prix. Pour la plupart, un tel épuisement disparaît une fois qu'il a été possible de prendre du repos. Toutefois, il existe certaines personnes qui ne sont pas en mesure de surmonter l'épuisement si facilement. De telles personnes souffrent du syndrome de fatigue chronique et peuvent se sentir épuisés pendant très longtemps.

Le syndrome de fatigue chronique est le nom commun pour une maladie, ou un groupe de maladies, possédant des symptômes variés, incapacitants, que la personne ressent pendant pas moins de 6 mois. Cette maladie n'a pas de déclencheur spécifiquement identifiable. Beaucoup de théories concluent que cette maladie est causée par un virus. Mais pour le moment, nous n'avons toujours pas saisi les causes complètes de cette maladie, bien qu'elle soit très répandue.

Avant de souffrir de fatigue chronique, les patients étaient vigoureux, pleins de vie et animés. Le profil du patient typique est un individu dont le calendrier reste plein ; ils regorgent de vie. Avant de souffrir de la maladie, ces gens respiraient la santé. Comment quelqu'un, qui est actif, voire très spécialement actif, se réveille-t-il un matin malade de manière chronique? Cette question reste un mystère.

Le SFC (Syndrome de Fatigue Chronique) commence, de manière typique, par ce qui est décrit comme un événement inattendu, incluant des symptômes pouvant être très comparables aux symptômes associés à la grippe et qu'aucun médicament ni aucune période de récupération ne permettent de guérir. Une théorie affirme que le SFC débute par une contamination par un virus ou un agent pathogène similaire qui crée des problèmes supplémentaires.

Un deuxième suspect est le surmenage – un exercice

ou un travail physique sévère qui surmène le corps peut avoir pour résultat un épuisement aigu. Chez quelques-uns de ceux qui souffrent de SFC, l'origine survient à la suite de niveaux élevés de stress pendant une certaine période de temps. Les athlètes qui se surmènent sont prédisposés au SFC.

Certains chercheurs croient également que le syndrome est lié à l'abattement, la tension nerveuse et l'angoisse existentielle. Les individus en proie à l'abattement sont souvent sujets au SFC.

D'autres facteurs impliqués sont la déshydratation, une perte anormale d'eau qui peut causer la fatigue chronique comme effet secondaire. Pareillement, une carence en vitamines et en minéraux peut mener à la fatigue chronique en raison du manque d'éléments vitaux nécessaires pour que le corps fonctionne normalement.

Globalement, le SFC pourrait essentiellement provenir soit d'un niveau extrême de stress, soit d'une contamination virale.

Même sans déclencheur spécifique identifiable pour le SFC, des circonstances reconnaissables existent, pouvant être liées à l'apparition de la maladie.

Voici les deux normes pouvant déterminer si oui ou non une personne souffre du syndrome de fatigue chronique.

1. Un épuisement récurrent inexplicable pendant une période de temps supérieure à 6 mois alors que les autres affections et maladies dont les symptômes incluent un sentiment d'épuisement continu ont été recherchées et rejetées comme cause par votre médecin.

Puisque la cause n'est pas un effort physique extrême, cet épuisement n'est pas en mesure d'être guéri juste en dormant suffisamment.

2. Quatre des signes suivants doivent être présents :

- Capacités cognitives diminuées, difficultés à se concentrer ou encore détérioration de la mémoire à court terme.

- Épuisement impossible à soigner par le sommeil.

- Douleurs musculaires ou myalgie.

- Intenses maux de tête.

- Faibles fièvres.

- Maladie et fatigue persistantes.

- Mal de gorge chronique et régulier.

- Articulations douloureuses.

- Ganglions lymphatiques enflés.

Le syndrome de fatigue chronique est habituellement associé à d'autres maladies plus sérieuses pouvant inclure la polyarthrite rhumatoïde, la fibromyalgie et le syndrome immunodépresseur de fatigue chronique.

De nombreux moyens existent pour traiter le SFC. Mais il n'existe pas de thérapie collective préconisée pour chacune des personnes souffrant de SFC. Certains malades ont à peine besoin de réaliser quelques ajustements du régime alimentaire et du style de vie, d'autres ont besoin de kinésithérapie, de médicaments ou d'analgésiques en même temps que des médicaments alternatifs et complémentaires, pour soulager leurs symptômes.

Les méthodes habituelles utilisées sont les systèmes de thérapie et de thérapie comportementale et cognitive ainsi qu'une thérapie d'exercices gradués.

Les malades qui ne reçoivent aucune aide, ni médicaments, mais récupèrent néanmoins, représentent selon les chiffres, une moyenne de 5% de ceux qui se battent contre le SFC. Toutefois, les malades qui bénéficient des solutions thérapeutiques représentent un taux statistique de guérison d'environ 40%.

Il est commun que les personnes souffrant du syndrome connaissent des rechutes au cours de leur vie.

Parce qu'il n'y a pas de facteurs tangibles et spécifiques pour reconnaître que quelqu'un souffre de SFC, il est difficile d'enregistrer le nombre total de malades. Une approximation mentionne entre 75 et 420 personnes pour 100 000 qui souffrent de cette maladie. Les femmes ont 20% de risques en plus de contracter l'affection, mais la théorie populaire est que ce chiffre n'est pas précis parce que beaucoup supposent que de nombreux cas de SFC chez les hommes ne sont pas rapportés.

N'importe qui, à n'importe quel âge, peut développer cette maladie. Mais le plus fréquemment, les malades ont entre 40 et 59 ans. Ils viennent de toutes les cultures et de tous les parcours de vie. Mais certaines évidences laissent à penser que cela pourrait aussi être héréditaire.

Dans le prochain chapitre, nous évoquerons certains des symptômes associés au syndrome de fatigue chronique.

CHAPITRE 2 :
SYMPTOMES ASSOCIES A LA FATIGUE CHRONIQUE

Il y a plusieurs niveaux de sévérité dans le syndrome de fatigue chronique. Certains ne dorment pas aussi bien qu'ils en avaient l'habitude, souffrent de maux de tête de temps en temps et sont extrêmement fatigués. Alors que d'autres souffrent de 4 à 30 symptômes simultanément.

Même si le syndrome de fatigue chronique est connu pour produire de nombreux symptômes, certains d'entre eux sont plus souvent rapportés par les patients, tels que :

Se sentir extrêmement fatigué

Ceux qui souffrent de ce syndrome, se lèvent le matin et se sentent comme s'ils avaient été renversés par une voiture. Ils continueront à être épuisés tout au long de la journée.

D'autres, en revanche, pourront agir pendant quelques heures par jour sans se sentir si fatigué. Pendant cette période, beaucoup essaieront de faire tout ce qu'ils ne peuvent pas faire lorsqu'ils doivent se reposer.

Toute l'énergie utilisée pour réaliser ces choses les rendront de nouveau épuisés. S'ils essaient de faire de l'exercice ou de faire quelque chose de physique, leur énergie s'épuise et ils se sentent plus mal encore le jour suivant.

Les infections qui reviennent sans cesse

Un des symptômes importants du SFC sont les infections récurrentes qui peuvent prendre la forme de sinusites, de maux de gorge, de ganglions enflés, d'infections urinaires ou de toute infection du système respiratoire.

Beaucoup doivent traiter une éruption de boutons qui revient en dépit de la prise d'antibiotiques. Ils se plaignent également de ballonnements, de constipation, de diarrhées, de gaz et de crampes, qui peuvent être le résultat de l'accumulation de toxines dans les intestins, d'un colon irritable ou d'une infection parasitaire.

Troubles de la mémoire immédiate

Même si le sentiment d'être tout le temps épuisé est le plus important et le plus difficile à gérer, le symptôme le plus effrayant est le trouble de la mémoire immédiate, ou brain fog (se traduit littéralement ainsi : le brouillard du cerveau). Certains souffrant de ce symptôme se plaignent de la difficulté de se souvenir des choses à court terme, de la difficulté de se concentrer et du mal à se souvenir quel mot est synonyme d'un autre. D'autres peuvent être complètement désorientés pendant un court moment pouvant durer jusqu'à une minute.

Douleurs dans tout le corps

Beaucoup de gens souffrant du syndrome de fatigue chronique font l'expérience de douleurs des articulations et des muscles (myalgies). Il est probable que la cause est l'absence de bonnes nuits de sommeil, de la contraction perpétuelle d'infections dues aux toxines, de glandes thyroïdes affaiblies et d'une insuffisance de nutriments dans le corps.

Boire plus

Ceux qui souffrent du SFC, boivent beaucoup plus d'eau que ceux qui n'en souffrent pas. L'augmentation de la consommation de fluides est causée par des problèmes d'hormones, menant à une production plus abondante d'urine.

Allergies

Résultat des nombreux problèmes survenant chez les patients et de l'abondance de toxines, beaucoup sont sensibles à la nourriture et souffrent d'allergies. Ils peuvent se libérer de ces allergies en éliminant la cause de celles-ci. Mais normalement, ces gens ne répondent pas bien aux médicaments contre les allergies.

Augmentation du poids

Même sans changer d'habitudes alimentaires, certaines personnes peuvent prendre jusqu'à 25 kilos. En plus du manque d'exercice, le poids provient également du changement hormonal.

Anxiété et dépression

Ces problèmes de santé mentale causent, d'après les médecins, le même type de question que celle de la poule ou de l'œuf : le SFC est-il responsable de la dépression et de l'anxiété ou la dépression et l'anxiété sont-elles responsables du SFC ?

A ce jour, personne ne peut le dire. Mais certains pensent que quelques-uns des facteurs associés à cette maladie sont une partie importante de leur cause, telle qu'une mauvaise alimentation ou le fait de se sentir malade en permanence.

Libido plus faible

En raison des changements hormonaux, du fait de se sentir malade en permanence et de souffrir, les gens souffrant de SFC peuvent avoir une libido plus faible. Heureusement, la libido d'une personne peut être augmentée avec des médicaments ou une thérapie appropriée.

Il existe d'autres symptômes physiques et psychologiques attribuables au syndrome de fatigue chronique :

- Apnée du sommeil, insomnie, narcolepsie et autres maladies du sommeil

- Rhume des foins ou asthme

- Hypothyroïdie

- Taux de fer bas

- Utilisation régulière d'alcool ou de drogues illicites

- Douleurs constantes

- Peine, tristesse, apathie (indifférence émotionnelle), ou encore dépression.

Si parmi tous les symptômes présentés précédemment, certains peuvent ressembler à ce que vous vivez, et si vous pensez que vous souffrez de syndrome de fatigue chronique, je vous recommande de contacter un médecin pour vous accompagner vers la guérison.

Par ailleurs, il existe d'autres maladies qui affichent les mêmes symptômes, comme la maladie d'Addison, l'arthrite, le cancer, une maladie cardiaque congestive, les diabètes, une maladie des reins, le lupus, la malnutrition et les désordres alimentaires du type anorexie et boulimie. Avant de commencer un traitement, un diagnostique adéquat doit être obtenu de la part d'un professionnel médical pour vous assurer que vous allez traiter la bonne maladie. Les signes affichés par ces autres maladies ne sont pas exactement les mêmes que ceux du syndrome de fatigue chronique.

CHAPITRE 3 :
LE SYNDROME DE FATIGUE CHRONIQUE AU QUOTIDIEN

Nous allons maintenant évoquer les effets que le syndrome de fatigue chronique a sur votre vie, et comment s'en accommoder.

Comme nous le savons, le syndrome de fatigue chronique est une maladie qui ne peut pas être ignorée. Si vous lui permettez de se développer, le SFC peut entraîner d'autres problèmes de santé, y compris un système immunitaire affaibli. La fatigue chronique peut toucher tout le monde – les gens qui dorment assez chaque nuit, autant que ceux qui mènent un style de vie inapproprié.

Par conséquent, si vous réalisez que vous manifestez les symptômes du SFC, un examen de santé et de votre style de vie ne sera pas du luxe. Il existe des méthodes simples, testées et confirmées, pour lutter contre la maladie.

Imaginez que votre vie n'est rien d'autre que de constants maux de tête, maladies et un barrage perpétuel de symptômes grippaux. Que feriez-vous s'il vous était impossible de quitter votre fauteuil ou votre lit parce que vous êtes trop fatigué ?

Imaginez que vous êtes bloqué à la maison, incapable d'avoir un travail ou de subvenir à vos besoins. Malheureusement, c'est une bonne image de la façon dont la majorité des gens qui souffrent du syndrome de fatigue chronique se sentent.

Le SFC peut affecter votre esprit tout comme votre corps. En plus des symptômes déjà mentionnés, le SFC peut également affecter votre système immunitaire, ce qui signifie que vous tomberez très facilement malade. Il limite les activités physiques possibles, vous faisant vous sentir épuisé tout le temps. En plus, il ne vous permet d'effectuer que des tâches minimes, ce qui signifie que conserver un emploi est pratiquement impossible.

Il est difficile de comprendre combien une personne apprécierait une vie active normale lorsqu'elle souffre du SFC. Mais est-il possible de vivre une telle vie malgré le combat constant contre les symptômes de la maladie ? La réponse est oui.

Voyons les options que chacun possède pour tenter

d'atténuer les symptômes pour votre corps et pour votre vie.

La somnolence et l'épuisement résultant d'une longe poussée de grippe est une des causes typiques de la fatigue chronique. Un système immunitaire affaibli en raison d'une malnutrition rend votre corps fragile et plus vulnérable à la maladie. Ajouter de la vitamine C, des aliments sains et beaucoup de repos à votre routine quotidienne peut améliorer votre système immunitaire.

Aucune personne n'a une santé saine lorsque le stress est abondant, puisque le stress épuise rapidement l'esprit et le corps. Certaines des causes de stress élevé sont des problèmes au travail, des conflits avec les autres qui vous font perdre la tête ou vous énervent plus que la normale ou avoir d'intenses désaccords avec les autres. Le syndrome de fatigue chronique est facile à développer lorsque vous ne pouvez pas baisser votre niveau de stress.

Toutefois, se débarrasser de votre stress est tout aussi facile. Faire de l'exercice est un excellent moyen de réduire le niveau de stress et peut être accompli avec de simples marches dans le parc du coin ou en adoptant une routine qui relaxe et rajeunit le corps.

Le style de vie nocturne est très attrayant. Essayer de nouveaux restaurants avec des cuisines variées, passer du temps avec des amis et visiter les boîtes de nuit du coin permet de prendre du bon temps. Bien entendu, c'est un style de vie excellent aussi longtemps que vous pouvez faire la grasse matinée le jour suivant. Si vous devez vous lever tôt après avoir vécu une vie nocturne, votre corps sera épuisé.

Ne vous dirigez pas vers des régimes désastreux.

Il est très facile d'endommager votre propre santé en adhérant simplement aux avis les plus communs au sujet des portions de nourriture acceptables, de trop manger d'aliments transformés ou de manger de la nourriture contenant trop de sucre ou de farine.

Le sucre détruit de plus en plus de régimes alimentaires, tout comme les nourritures comportant trop de farine, les aliments transformés, les graisses trans et d'autres aliments similaires. Ce type de nourriture peut être blâmé pour être responsable d'un nombre incalculable de problèmes qui endommagent la santé.

Parce que ce sont les aliments qui prennent le plus de place dans votre assiette habituelle, vous n'avez pas de place pour les aliments qui, en fait, sont nutritifs et sains.

Pour ceux qui sont victimes du SFC, il est critique de garder un taux de nutrition spécifique pour vos besoins physiques. Chacun devrait essayer de ne consommer que des aliments sains, parce que cela peut atténuer quelques-uns des problèmes les plus graves survenant avec votre maladie, tels qu'un système immunitaire compromis ou une infection.

Vaincre le SFC

Comme vous souffrez du SFC, vous savez qu'il est bien plus simple, lorsque vous vous sentez complètement abattu, de vous contenter de rester au lit plutôt que de faire quelque tâche que ce soit dans la maison. Pourtant, il est crucial de rester actif physiquement.

Ne vous laissez pas vaincre par votre sentiment d'épuisement et assurez-vous que votre vie quotidienne contient de l'activité. Au fil du temps, vous regagnerez de la capacité à faire de l'exercice et vous ne serez pas totalement épuisé.

Vaincre mentalement votre maladie.

Lorsqu'il s'agit d'affronter la fatigue chronique, il est habituellement plutôt simple d'être battu par les émotions et les pensées négatives. Essayez d'imaginer votre vie comme si elle était libre de SFC et dirigez cette vision comme un de vos objectifs.

Considérez que le problème est entièrement dans votre esprit et si vous changez la manière dont vous pensez, vous pouvez vous libérer vous-même des difficultés de cette maladie.

En utilisant cette méthode, qui est en fait une méthode de psychothérapie d'adaptation connue comme « Thérapie Comportementale et Cognitive », vous pouvez réduire les symptômes qui surviennent avec votre maladie et vous pouvez également les empêcher de revenir.

Cherchez les méthodes en mesure de guérir votre maladie. Parce que la solution pour les malades du

SFC n'a pas encore été découverte, il vous faut en trouver une qui fonctionne pour vous. Vous pouvez déterminer les meilleures solutions de soin en les cataloguant puis en essayant les actions et les méthodes auxquelles répond le mieux votre corps. Ce livre va vous aider à y voir plus clair dans le panel de solutions qui pourraient vous convenir.

CHAPITRE 4 :
FAIRE FACE AU SYNDROME DE FATIGUE CHRONIQUE

Nous allons maintenant parcourir quelques-unes des options disponibles pour faire face au syndrome de fatigue chronique. Ce qui suit est la liste de méthodes pour y faire face, qui non seulement rendent la gestion de la maladie plus simple, mais aident également à se libérer d'un peu du désarroi qu'elle cause.

Ceux qui souffrent du SFC répondront différemment aux différents traitements disponibles. Beaucoup ont un bon taux de récupération après des changements radicaux dans leurs styles de vie quotidiens. D'autres répondent mieux à un traitement comportant une prescription de médicaments. Ce sont quelques-unes des modalités de traitement les plus utilisées pour les malades, auxquelles beaucoup d'entre eux répondent plutôt bien.

Il y a même quelques patients qui sont en mesure de gérer leurs propres automédications. Pour ce faire, il est nécessaire de surveiller le taux d'activités du patient engagé dans cette méthode pour s'assurer que la personne n'atteint pas des niveaux extrêmes d'épuisement.

Ne pas trop dormir

Levez-vous le matin et restez actif tout au long de la journée. Même si vous souffrez de SFC, vous ne devez pas constamment vous reposer et dormir. Une activité quotidienne aide à combattre l'apathie et le manque de nerf caractéristiques.

Cela peut également être réalisé en mettant fin à l'urgence de prendre un rapide repos. Depuis qu'il a été découvert que le SFC n'est en aucun cas soulagé par le repos, peu importe la durée de celui-ci, la majorité des personnels de santé ont arrêté de conseiller le repos prolongé pour les patients.

Ne vous autorisez pas à trop dormir. Il est normal de dormir lorsque vous vous sentez terriblement fatigué. D'un autre côté, résister à l'envie systématique d'aller se coucher est habituellement la méthode la plus utile. Résister à l'urgence de dormir soulagera certains de vos symptômes.

Exercices physiques

Bien entendu, certains types d'activité physique doivent être réalisés régulièrement. Parfois, cela peut être une recommandation du médecin. Si vous êtes déterminé à gérer vous-même tous les symptômes qui surviennent avec ce trouble, souvenez-vous de vous autoréguler et de veiller à garder sous contrôle le niveau des activités dans lesquelles vous vous engagez. Si vous choisissez de faire différemment, les symptômes peuvent survenir à un rythme bien plus affaiblissant que ce que vous pensez.

Vous devriez plutôt faire un effort pour, chaque jour, inclure dans votre vie quelques petits passe-temps. Ceci signifie incorporer des activités de bas niveau d'énergie pour commencer. Au fur et à mesure, incorporez des activités qui réclament plus d'efforts physiques, en fonction de ce que votre corps est capable de supporter.

Mais il est important pour vous de ne pas vous surmener parce que cela créerait plus de problèmes.

Si vous avez des doutes à propos de ce traitement, parlez à votre médecin ; il peut recommander que vous entriez en traitements de thérapie tels que la thérapie d'exercices gradués ou d'autres types qu'il estime plus utiles pour vous.

Surveillez de près vos activités quotidiennes et réglez-les par rapport à une stratégie définie. La majorité des patients restreignent leur activité quotidienne par rapport aux efforts spécifiques dans lesquels ils s'engagent chaque jour.

Ceci est considéré comme contre-productif et vous ne devriez jamais le faire, dans aucune circonstance. L'idée entière est de maintenir un plan routinier d'activités qui sont réalisées dans la ligne des efforts nécessaires et des niveaux de difficulté acceptables.

Aspects psychologiques en vue du rétablissement

Faites l'effort d'obtenir une stabilité entre les facteurs d'effort physique, d'anxiété et de pause.

Ne vous permettez pas de vous concentrer sur vos symptômes, bien qu'il soit normal de vivre sa vie en ayant peur de ses symptômes. Même si ce n'est pas vraiment bénéfique, beaucoup de patients s'en tiennent toujours à cette perspective.

Chez ceux qui gèrent le syndrome de fatigue chronique, surveiller leurs gênes et douleurs ne résultera qu'en une sensibilité accrue à leurs problèmes et à l'instigation d'une sorte de manque.

L'état de manque est appelé détachement, qui signifie abandonner les choses lorsqu'elles semblent trop difficiles à gérer.

Par conséquent, chacun peut constater que le détachement est une manière malsaine de faire face au problème à portée de main. Les patients souffrant de SFC sont encouragés à ne pas permettre de porter tant d'attention à ces gênes.

Comme alternative, il leur est conseillé d'y faire face dans leurs vies quotidiennes et de résister à l'envie d'admettre la défaite. Libérez-vous des inconvénients grâce à l'accommodation ; la majorité des patients d'aujourd'hui finissent par échouer, non pas à cause du processus de réhabilitation et de soin qu'ils ont reçus, mais en raison de leur volonté de retomber dans leurs vieilles habitudes, avant que la maladie ne soit diagnostiquée.

Par conséquent, formulez une perception optimiste de la maladie.

Non seulement il est crucial pour vous d'être conscient des caractéristiques de la fatigue et de ses symptômes associés, mais il est tout aussi important pour vous de savoir comment les gérer avec confiance.

Avoir une vue concrète au sujet du SFC peut permettre aux patients de mieux réagir à leurs symptômes et de simplifier leurs propres méthodes de gestion de ces symptômes.

C'est le coeur même de la thérapie comportementale et cognitive, une thérapie psychologique qui mène au soulagement des symptômes via la découverte d'un point de vue positif de la maladie.

Thérapie comportementale et cognitive

La thérapie comportementale et cognitive est considérée comme une thérapie psychologique qui peut souvent fournir un soulagement pour bon nombre de symptômes, mais pas nécessairement une guérison totale. Cette sorte de discussion aide beaucoup de personnes à comprendre ce à quoi ils doivent faire face et par conséquent, améliore leurs décisions puisqu'elles forment leurs propres attitudes, croyances et perceptions à propos du syndrome.

Beaucoup de professionnels croient que si le patient possède une image plus précise du problème, il est en mesure de mieux répondre lorsque surviennent les symptômes, et qu'il peut faire baisser la récurrence de ceux-ci.

Ce type de thérapie dépend de l'introduction de toujours plus de changements dans les niveaux d'activité quotidiens du patient. Bien qu'il n'y ait pas d'évidence concrète établie à ce jour, beaucoup d'experts pensent toujours qu'amener plus d'activités quotidiennes est une partie importante de la gestion de la maladie.

Avec cette approche thérapeutique particulière, le patient doit surveiller lui-même ses activités quotidiennes et son taux d'exercice. Ensuite, à mesure que progresse la maladie, le patient avance vers des niveaux d'intensité plus grands jusqu'à ce qu'il ait atteint des niveaux équivalents à ceux précédant l'apparition des problèmes de santé.

Médications

Si la décision est prise de gérer les problèmes via une thérapie médicamenteuse, les traitements peuvent comporter les médicaments suivants :

- Les antidépresseurs sont principalement choisis pour gérer les sautes d'humeur, ainsi que la dépression secondaire. D'un autre côté, des dosages bas d'antidépresseurs peuvent beaucoup aider à gérer les troubles du sommeil et la douleur.

Il a été découvert que les stimulants du système nerveux autonome peuvent être utilisés pour améliorer grandement les capacités de concentration et de mémoire à court terme des patients qui sont souvent affectées par ce trouble.

- Les anti-inflammatoires non stéroïdiens sont souvent prescrits aux patients souffrants de SFC pour aider à soulager les douleurs articulaires et musculaires.

- Les anxiolytiques sont souvent utilisés pour diminuer les symptômes d'anxiété.

- Des médicaments complémentaires et alternatifs, tels que des compléments alimentaires aident beaucoup pour gérer le syndrome de fatigue chronique, mais aussi pour mettre fin à beaucoup des symptômes. Nous aborderons cela dans le prochain chapitre.

Parce que les origines mêmes du syndrome de fatigue chronique ne sont pas totalement comprises, les options de traitement sont actuellement dirigées plus vers la gestion des symptômes que vers la découverte d'une guérison pour le trouble.

Le but ou l'objectif principal d'être en mesure de soulager les symptômes est de revenir aux conditions originales dans lesquelles vivait la personne avant le début des problèmes de santé.

Le résultat est que la majorité des malades ne récupère pas complètement et que s'il y a récupération, elle sera graduelle. Ceux qui espèrent une récupération meilleure et plus rapide finissent souvent frustrés par les difficultés qu'ils rencontrent et cette frustration peut faire empirer la situation.

C'est pourquoi il est toujours recommandé que les personnes souffrant de SFC suivent quelque traitement qu'il soit, à un rythme lent et géré avec soin.

Tout le monde doit accepter pleinement que le syndrome de fatigue chronique est une maladie que personne ne pourrait guérir immédiatement. Avancer d'un point à l'autre dans la maladie prend du temps et demande de la persévérance. Presque tous les patients qui essaient de soigner leurs symptômes de manière immédiate se retrouvent habituellement de retour à l'endroit où ils ont commencé : la phase la plus grave de la maladie.

CHAPITRE 5:
LES COMPLEMENTS ALIMENTAIRES POUR REDUIRE LES SYMPTOMES

Nous allons maintenant voir comment réduire les symptômes de fatigue chronique grâce aux compléments alimentaires.

Les médications précédemment vues peuvent être efficaces mais ce n'est pas toujours le cas. Il existe des exemples où les effets positifs sont à peine notables. Aussi, des traitements alternatifs sont disponibles pour aider les malades du SFC à surmonter cette maladie grave.

Parce que les signes du syndrome de fatigue chronique sont des symptômes communs à d'autres maladies, telles que les infections virales, beaucoup de médecins conseillent des traitements renforçant le système immunitaire. Un des meilleurs moyens d'améliorer la fonction du système immunitaire, de rendre les autres systèmes corporels plus performants et de faire des réserves d'une énergie qui manque souvent chez un patient du SFC, est d'avoir une bonne nutrition.

Selon des études pilotes, des compléments alimentaires de carnitine, de magnésium, d'acides gras essentiels et de poli-nutriments font surgir d'importants signes de réduction des symptômes chez plusieurs patients.

Ici sont listées les vitamines et les minéraux qui sont les plus efficaces pour construire le système immunitaire :

Vitamines B

La vitamine B-12 est cruciale pour la santé générale. La vitamine B-12 aide la formation des globules rouges et aide à protéger l'ADN ainsi que la gaine de myéline présente autour des cellules nerveuses. Maintenir un taux équilibré de vitamine B-12 dans le corps facilite la conservation de bons niveaux d'énergie et aide à assurer que les systèmes gastro-intestinal, immunitaire, nerveux central et cardiovasculaire fonctionnent tous de manière optimale.

Une carence en B-12 peut causer plusieurs symptômes, notamment un manque d'énergie, des problèmes de concentration et de mémoire et certains soucis gastro-intestinaux. Toutefois, ces mêmes symptômes accompagnent les flambées du syndrome de fatigue chronique. L'acide folique, un type de vitamine B, ainsi que l'acide pantothénique, un autre type de vitamine B, peuvent aider à diminuer la fatigue. S'assurer de consommer un taux suffisant de ces vitamines peut aider à repousser des symptômes chez certaines personnes souffrant de SFC.

Acides gras oméga-3

Ils sont cruciaux pour le fonctionnement du corps. Mais ces acides ne sont pas produits pas le corps lui-même. Des taux adéquats d'acides oméga-3 aident à baisser la pression artérielle, à réduire la fréquence de l'arythmie, à baisser les niveaux de triglycérides et à prévenir la formation de plaque dans les artères.

Une carence en oméga-3 peut ressembler au SFC, avec des symptômes incluant l'épuisement, la dépression, des problèmes de mémoire, une mauvaise circulation sanguine et des problèmes de cœur.

Sodium

Ce minéral aide à équilibrer les fluides corporels. Les patients du SFC peuvent avoir des niveaux de sodium dangereusement bas. Réguler la consommation de sodium peut aider à assurer l'équilibre en eau chez un patient souffrant du syndrome de fatigue chronique.

Mais avant de commencer à utiliser ce type de traitement, vous devriez être examiné par un praticien médical pour voir si oui ou non les niveaux de sodium sont adéquats.

Autres minéraux

Quelques autres minéraux peuvent être très bons pour les personnes souffrant de SFC.

- Le chrome aide à équilibrer les niveaux de sucre dans le sang.

- Il a été prouvé via des recherches cliniques que les aspartates de potassium et de magnésium aident à diminuer la fatigue.

- Un manque de magnésium affecte négativement le cycle de Krebs, une fonction du corps qui convertit les nutriments en énergie.

Par conséquent, assurer le taux de magnésium dans le corps est une autre manière d'aider à minimiser les symptômes de la fatigue chronique.

Vous pouvez aussi prendre des **compléments à base de plantes**. Vous pouvez, grâce à la racine d'échinacée, renforcer l'efficacité de votre système immunitaire. Vous pouvez la prendre sous forme de pilule ou la boire sous forme de thé. Vous pouvez aussi essayer la racine de gingembre, qui est supposée améliorer vos niveaux d'énergie. Elle est aussi considérée comme un aphrodisiaque dans les pays d'Asie. Vous pourriez envisager d'essayer la racine de raisin d'Amérique, la réglisse ou l'hydraste.

CHAPITRE 6:
SURMONTER NATURELLEMENT LE SYNDROME DE FATIGUE CHRONIQUE

Nous allons évoquer maintenant les manières de surmonter naturellement la fatigue.

Il existe de nombreuses manières de soulager les symptômes, qui n'incluent pas les médicaments, et ces remèdes naturels sont en première ligne dans la lutte contre le SFC.

Il n'existe pas de remède certain pour le syndrome de fatigue chronique. Toutefois, vous pouvez faire certaines choses pour vous aider. Stimuler votre système immunitaire est un excellent début. Utilisez des remèdes naturels pour le stimuler peut aider à apaiser et même surmonter de telles conditions.

Lisez ces conseils sur quels remèdes naturels vous pouvez utiliser pour aider à combattre la fatigue chronique.

Nutrition

Manger sainement est une clé. Vous devriez vous assurer de consommer beaucoup de fruits et légumes. Un régime sain aidera à renforcer votre système immunitaire en fournissant à votre corps toutes les vitamines et minéraux dont il a besoin. Essayez de consommer une grande quantité de légumes verts, de fruits frais et de graines entières. Ils sont importants parce qu'ils fournissent les vitamines et minéraux qui renforcent le système immunitaire.

La **protéine** est une autre clé. Mangez des protéines faibles en graisses saturées, telles que le poisson, les noix et le poulet. Vous découvrirez également que le poulet et le poisson sont de bons moyens de procurer à votre système des omégas 3, 6 et 9, et aident à soutenir la bonne santé du corps.

Vous devez **boire beaucoup d'eau**. Il est recommandé d'en boire environ neuf verres par jour, de préférence, de l'eau minérale (pour les minéraux qu'elle contient justement).

Essayez de **manger plus d'oignons et d'ail**, qui sont excellents pour combattre les virus car ils améliorent aussi le système immunitaire. Vous pouvez les mélanger dans votre nourriture ou les manger crus. Si vous n'aimez aucun des deux, achetez un bon complément alimentaire.

Restez éloignés des grandes quantités de graisse et de sucre. Ils ne font qu'apporter léthargie et apathie. Prenez toujours un petit-déjeuner sain et changez vos habitudes alimentaires. Passez de trois gros repas par jour à des repas plus petits et plus fréquents qui permettront d'accélérer le métabolisme de votre corps et de le conserver ainsi tout au long de la journée.

Vous abstenir des excès d'alcool, de caféine, de drogues et de nicotine, tout comme éviter l'abus des plaisirs des divertissements nocturnes, vous permettra également de prévenir les symptômes.

Activités physiques ou de relaxation

L'exercice physique régulier est également important. Peut-être ne serez-vous pas d'humeur si vous souffrez du syndrome de fatigue chronique, mais ne rien faire de la journée est terrible pour vous. De l'exercice régulier peut, étonnamment, beaucoup vous aider à surmonter votre problème.

La majorité de ceux qui souffrent du syndrome sont rarement dans un état d'esprit de faire de l'exercice. C'est une situation inextricable. Mais lorsque vous commencez à faire de l'exercice, vous ne vous sentirez plus si léthargique. Commencez avec peu d'exercice quotidien, par exemple 20 minutes. Ensuite, à mesure que vous commencez à vous sentir mieux, passez à des exercices plus vigoureux, tels que le jogging, l'aérobic, la natation ou peut-être un sport en club. Idéalement, vous devriez atteindre 45 minutes d'exercice par jour.

Le stress est un effet secondaire, mais contribue également à la fatigue chronique. Les **exercices de relaxation** tels que le yoga vous aideront à vous relaxer, donc à combattre la fatigue. Assurez-vous de toujours consulter votre médecin avant de commencer un programme d'exercice, juste pour être en sécurité. Vous pourrez également recevoir d'excellents conseils au niveau de vos besoins spécifiques.

Contre le stress, le jogging et la marche peuvent vous calmer. Pour éviter de vous fatiguer aisément et rapidement, vous devriez conserver un calendrier personnel de travail. Diminuer, ou au moins stabiliser, votre niveau de stress soulagera également certains des symptômes.

Une autre manière de réduire le stress est de prendre congé des choses qui vous stressent. Esquivez les activités qui vous stressent, gérez calmement vos problèmes relationnels et prendre des multivitamines sont des méthodes simples pour prévenir les symptômes de fatigue chronique.

Thérapies alternatives

Alors que beaucoup de personnes pensent aux médicaments, il existe des thérapies naturelles ou alternatives pour vous assister. La réflexologie plantaire est une des nombreuses alternatives. Elle augmente la circulation sanguine et vous aide à la relaxation.

L'acupuncture est une autre thérapie alternative, mais elle convient mieux à ceux qui sont un peu plus aventureux. L'acupuncture améliore la force mentale et physique, c'est une excellente thérapie pour éviter le syndrome de fatigue chronique.

La méditation est une autre excellente thérapie naturelle pour vous aider à atteindre la paix intérieure.

Le dernier remède naturel que je mentionnerai est

l'aromathérapie, qui utilise votre odorat pour vous relaxer rapidement après une longue journée de situations stressantes.

Toutes ces thérapies alternatives sont supposées vous calmer, mais la maladie peut ne pas être le syndrome de fatigue chronique, vous devriez consulter votre médecin pour en être sûr, avant de participer à n'importe laquelle de ces médecines naturelles.

CHAPITRE 7 :
L'EXERCICE PHYSIQUE ET LA FATIGUE CHRONIQUE

Parlons maintenant plus spécifiquement des effets de l'exercice sur les gens souffrant de SFC.

Comme nous le savons, le syndrome de fatigue chronique réfère à un trouble faisant souffrir une personne de niveaux chroniques d'épuisement pendant une longue période de temps.

Comme vue précédemment, une des thérapies naturelles pour combattre le syndrome est l'exercice physique. Vous devriez noter que les opinions professionnelles sur son efficacité en tant que traitement sont divisées. Les médecins ne peuvent tout simplement pas se mettre d'accord au sujet des effets de l'exercice sur les symptômes du SFC.

Certains croient qu'un exercice physique léger aidera à combattre le syndrome, alors que d'autres croient que l'exercice n'aura pour conséquence qu'une aggravation des symptômes.

Parfois, l'exercice peut avoir des effets négatifs chez une personne souffrant de SFC, parce qu'il est possible qu'il augmente les symptômes de fatigue, de douleur musculaire et articulaire. Il est bien connu que l'exercice est vital pour rester en bonne santé et en forme, mais il pourrait provoquer certains des symptômes du SFC.

Heureusement, certaines études récentes du 'British Medical Journal' déclarent qu'avec une bonne éducation au niveau du SFC, plus une routine d'exercices physique bien gérés, un patient peut contrer avec succès les symptômes de fatigue chronique.

Malheureusement, le fait est que les personnes qui en souffrent, éprouveront beaucoup de difficultés pour effectuer les simples tâches quotidiennes, sans l'effort supplémentaire d'autres activités physiques telles que le jogging ou l'aérobic.

Lorsqu'elle souffre de SFC, il n'est pas inhabituel qu'une personne ne soit pas en mesure de quitter son lit. Cela passera avec le temps et il sera possible de participer à un programme d'exercice.

Pourtant, l'inquiétude existe toujours qu'une fois l'exercice physique débuté, le malade souffre d'un nouvel accès de SFC. Cela survient lors ou suite à une séance car de l'acide lactique se forme dans vos muscles. L'acide lactique conduit à la fatigue.

Certaines recherches déclarent que l'exercice aura des effets négatifs pour les personnes souffrants du SFC en raison de l'excès d'acide lactique qui se formera dans leurs muscles. Et pire : chez la personne souffrant de SFC, la production d'acide lactique sera doublée par rapport à une personne normale. Certains croient que ceci signifie l'existence d'un lien entre SFC et un problème avec le métabolisme énergétique à l'intérieur du corps.

Un autre lien pourrait exister entre SFC et des taux faibles d'électrolytes de potassium. En cas de carence en potassium dans le corps, la fatigue chronique se développera. La majorité du potassium se trouve dans les tissus musculaires, ainsi que dans le cerveau, les organes internes et le sang.

Certaines études ont montré que les malades du SFC possèdent moins de potassium dans leurs systèmes que ceux du même âge et de la même stature qui ne sont pas malades. Pourtant, il est également connu qu'un style de vie paresseux peut créer une augmentation des problèmes de santé dont souffre un malade du syndrome de fatigue chronique. Par exemple, une perte de masse osseuse, une désintégration des muscles et une possibilité accrue d'obésité et de problèmes cardiovasculaires.

Les personnes souffrant du SFC devraient avoir une approche prudente de l'exercice. Elles ne devraient pas ajouter beaucoup à leur routine et devraient conserver leurs séances à une intensité faible. Et le temps passé à faire de l'exercice ne doit pas être trop long pour éviter tout effet négatif.

CONCLUSION

Nous ne savons pas pourquoi certains individus sont la proie de la fatigue chronique alors que d'autres non. Certaines recherches semblent spéculer que des périodes prolongées de niveaux de stress aigus peuvent mener à la fatigue chronique. D'autres expériences de patients donnent crédit à la théorie d'une infection particulièrement sérieuse pouvant être la racine de l'apparition. Il existe pléthore de patients avec des histoires supportant ces notions.

Il a été estimé qu'avant d'être affligés de fatigue chronique, 96% des patients étaient des enthousiastes avides de fitness. La majorité des patients développent la fatigue chronique à un moment de leur vie qu'ils décrivent comme étant celui où ils étaient le plus en forme qu'ils n'ont jamais été. Dans certains cercles, la fatigue chronique est appelée la "maladie du jeune cadre dynamique" puisqu'il semble qu'elle touche les gens qui sont à leur plus haut niveau de réussite.

Une fois les symptômes installés, leurs vies ne sont plus que la coquille de ce qu'elles ont été. Ils doivent quitter leur travail, celui-là même qui leur a produit fierté et statut, parce qu'ils sont cloués au lit par une fatigue épuisante. Un jour, ils ont été les piliers de leur communauté et des cercles sociaux, puis ils abandonnent leurs obligations sociales pour conserver assez d'énergie nécessaire pour simplement supporter la journée.

En suivant les conseils que vous avez appris dans ce livre et en évitant un maximum de stress, vous pouvez vivre une vie à peu près normale, voire enfin guérir.

MERCI

51

Je vous remercie, chère lectrice ou cher lecteur, d'avoir pris le temps de lire ce livre jusqu'ici.

Merci d'autant plus si vous voulez bien prendre deux minutes supplémentaires pour laisser un commentaire sur le site sur lequel vous vous êtes procuré ce livre, en précisant les raisons qui vous l'ont fait aimer.

Si vous pensez que ce livre pourrait servir utilement à d'autres personnes, ces dernières vous en seraient certainement reconnaissantes de leur en faire savoir l'existence. Grâce à vous, elles pourront profiter plus agréablement de la vie.

Merci.

Eric Tairin

DU MEME AUTEUR

- Troubles Bipolaires : Mieux les connaître pour mieux se débarrasser de ces souffrances, 2014.

- Côlon Irritable : Découvrez dès maintenant comment mieux profiter de la vie, 2014.

- Relations Incomprises : Découvrez l'âme des autres et exprimez votre charisme avec la gestuelle, 2014.

- Vaincre l'insomnie : Trouvez rapidement un sommeil reposant, 2015.

Tous ces livres sont disponibles en version numérique et en version imprimée.

D'AUTEUR ASSOCIE

Livres de l'auteur associé Philippe Brioud :

- Guide pratique comment maigrir sans régime et sans sport, perdre du poids rapidement et durablement. Méthode simple et alimentation naturelle pour votre perte de poids; 2016.

- Comment atténuer ses crises d'angoisse et son anxiété puis s'en affranchir; 2013.

Quelques commentaires de lecteurs :
Note 4/5: "Livre Excellent. Bien écris .A pratiquer"
Note 5/5: "Excellent Merci pour les conseils ils sont très efficaces !"
Note 4/5: "Très bonne lecture.
Agréable à lire. Je me suis retrouvée dans les crises d angoisse décrites dans ce livre. Ce qui m à fait réaliser que je n étais pas seule à les vivre et que je pouvais m en sortir avec quelques techniques de vie pour regagner la confiance en moi qui me manquait. Je recommande ce livre simple pour une prise de conscience de ce qu est l angoisse dans nos vies. Bonne lecture à vous. Simple mais utile."

Tous ces livres sont disponibles en version imprimée et électronique.